Cerebro Tumor

Todo lo que necesitas saber

Dra. Sheila Harrison

Descargo de responsabilidad

Este contenido sirve para proporcionar información general sobre la enfermedad y tiene como objetivo capacitarlo para buscar asistencia médica inmediata si es necesario para prevenir complicaciones. Es fundamental recalcar que esta información no sustituye la consulta a un médico calificado. El campo de la ciencia médica evoluciona continuamente y, debido a la naturaleza dinámica del conocimiento médico, recomendamos buscar asesoramiento de expertos si encuentra alguna inconsistencia o tiene la intención de tomar medidas basadas en la información de este contenido. Nunca ignore la orientación médica profesional ni retrase el tratamiento basándose en algo que haya leído en línea, incluido este material, o de cualquier otra fuente en línea. Recuerda siempre que Internet no puede curarte; más bien, la curación se produce a través de la guía de profesionales médicos y la providencia de Dios.

Tabla de contenido

Descripción general

Los tumores cerebrales son un grupo diverso y complejo de crecimientos que comienzan dentro del sistema nervioso central. Esto incluye el cerebro y la médula espinal. Comprender esta afección es crucial por varias razones, no solo por su naturaleza sino también por sus importantes implicaciones para la atención sanitaria. Este artículo proporciona un análisis de los tumores cerebrales y explora varios aspectos de los mismos.

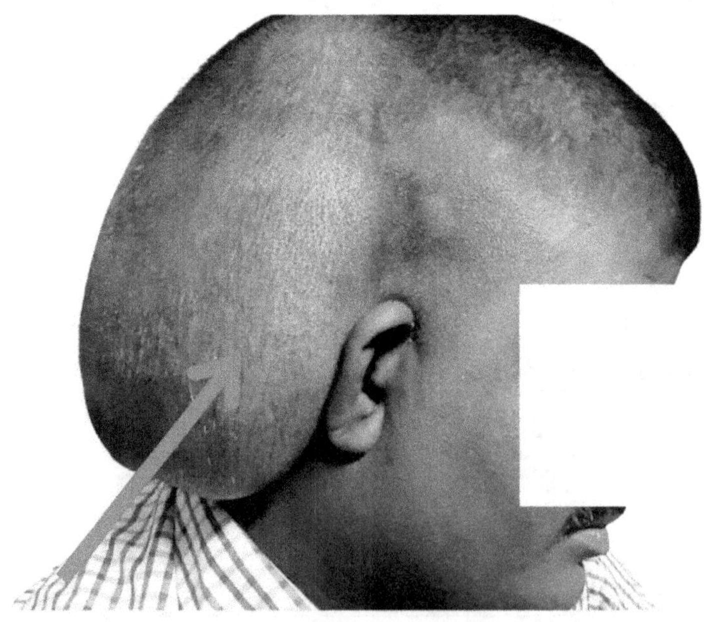

Fully Developed Brain Tumor

Sección 1

Tipos de tumores cerebrales

Los tumores cerebrales se clasifican en dos grupos principales según su origen y características: tumores cerebrales primarios y tumores cerebrales secundarios.

Tumores cerebrales primarios

Los tumores cerebrales primarios son aquellos que comienzan dentro del propio cerebro. Se pueden subdividir en dos categorías principales según su comportamiento:

- **Tumores cerebrales benignos:** Benigno Los tumores cerebrales son crecimientos no cancerosos. Suelen tener bordes bien definidos y no invaden el tejido cerebral sano cercano. Por lo general, crecen lentamente y son menos agresivos.

- **Tumores cerebrales malignos (gliomas):** Los tumores cerebrales primarios malignos, conocidos como gliomas, son cancerosos y más agresivos. Esta categoría incluye varios subtipos, cada uno con sus características únicas:

- ***Glioblastoma multiforme:*** El glioblastoma es la forma más agresiva y común de tumor cerebral maligno, conocido por su rápido crecimiento y naturaleza invasiva. Conlleva un mal pronóstico.
- ***Astrocitoma anaplásico:*** Los astrocitomas anaplásicos son tumores cerebrales de grado III con características de malignidad. Crecen más rápido y es más probable que invadan el tejido cerebral cercano en comparación con los gliomas de bajo grado.
- ***Oligodendroglioma:*** Son tumores que surgen a partir de oligodendrocitos y se consideran de grado II o III. Presentan una apariencia característica bajo el microscopio.
- ***Ependimoma:*** Los ependimomas son tumores que se desarrollan a partir de células ependimarias que recubren los ventrículos y el canal central de la médula espinal. Pueden ocurrir en varios lugares dentro del sistema nervioso central.
- ***Meduloblastoma:*** Los meduloblastomas son tumores cerebrales malignos que afectan principalmente a los niños y surgen en el cerebelo. Son muy agresivos y requieren un tratamiento intensivo.

- **Otros tumores cerebrales primarios:** Existen otros tumores cerebrales primarios menos comunes, cada uno con características, ubicaciones y comportamientos distintos. Estos tumores pueden incluir meningiomas, adenomas hipofisarios y schwannomas, entre otros.

Tumores cerebrales secundarios (tumores cerebrales metastásicos)

Los tumores cerebrales secundarios o los tumores cerebrales metastásicos se diseminan al cerebro a partir de un cáncer que se origina en otras partes del cuerpo. Estos tumores ocurren cuando las células cancerosas se desprenden del sitio primario (por ejemplo, mama, pulmón o colon) y viajan a través del torrente sanguíneo o el sistema linfático para formar tumores dentro del cerebro. A menudo se presentan como lesiones múltiples y pueden ser difíciles de tratar debido a sus diversos orígenes.

Sección 2

Factores que influyen en el tamaño del tumor cerebral

El tamaño de un tumor cerebral está influenciado por varios factores, entre ellos:

- **Tipo de tumor:** Los diferentes tipos de tumores cerebrales tienen diferentes tasas de crecimiento y tendencias. Algunos crecen lentamente con el tiempo, mientras que otros pueden ser agresivos y aumentar rápidamente de tamaño.

- **Ubicación:** La ubicación del tumor dentro del cerebro es crítica. Los tumores situados en áreas críticas, como el tronco del encéfalo o cerca de estructuras vitales, pueden causar problemas importantes incluso cuando son de tamaño pequeño.

- **Variabilidad individual:** Los factores específicos del paciente, incluida la edad, la salud general y la genética, pueden influir en el crecimiento y el tamaño de un tumor cerebral.

- **Detección temprana:** El diagnóstico oportuno juega un papel crucial en la determinación del tamaño de un tumor cerebral. Los tumores más pequeños a menudo se encuentran de manera incidental durante imágenes de rutina para otras afecciones médicas.

¿Por qué es importante el tamaño del tumor cerebral?

El tamaño de un tumor cerebral es un factor clave para determinar su impacto en la salud del paciente y el enfoque del tratamiento. Los tumores más pequeños generalmente se asocian con un mejor pronóstico y pueden responder bien a opciones de tratamiento menos invasivas. Por el contrario, los tumores más grandes a menudo requieren una intervención más agresiva y conllevan un mayor riesgo de déficits y complicaciones neurológicas.

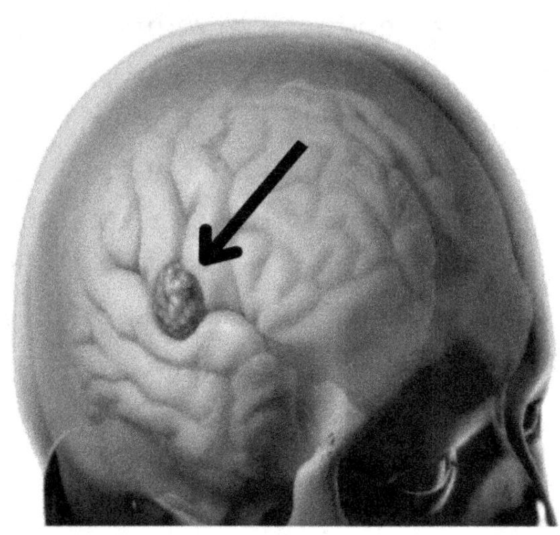

Sección 3

Factores de riesgo de tumores cerebrales

Una variedad de factores influyen en los tumores cerebrales, tanto primarios como secundarios, que contribuyen a su desarrollo. Comprender la etiología y los factores de riesgo asociados con estos tumores es esencial para evaluar las posibles causas e implementar medidas preventivas.

Predisposición genética

Los factores genéticos son importantes en el desarrollo de ciertos tipos de tumores cerebrales. En algunas familias, existe un mayor riesgo debido a mutaciones genéticas hereditarias. Por ejemplo, afecciones como la neurofibromatosis, la enfermedad de von Hippel-Lindau y el síndrome de Li-Fraumeni pueden tener una mayor predisposición a sufrir tumores cerebrales. El asesoramiento y las pruebas genéticas pueden ayudar a identificar a las personas en riesgo y orientar estrategias preventivas.

Exposición a radiaciones ionizantes

La exposición a radiación ionizante, como la radioterapia en dosis altas para el tratamiento de otros cánceres o la exposición en el lugar de trabajo (por ejemplo, trabajadores de la industria nuclear), es un factor de riesgo bien establecido. Los efectos de las radiaciones ionizantes sobre el tejido cerebral pueden provocar el desarrollo de tumores, en particular meningiomas y gliomas. Minimizar la exposición innecesaria a la radiación y seguir las pautas de seguridad son esenciales para reducir el riesgo.

Factores ambientales

Todavía no entendemos completamente con exactitud factores ambientales contribuyendo al desarrollo de esta condición. Sin embargo, se han estudiado ciertos factores ambientales por sus posibles asociaciones. Estos incluyen la exposición a ciertos químicos, pesticidas y campos electromagnéticos (EMF). Se están realizando investigaciones sobre el impacto de los factores ambientales en estos tumores. Podemos tomar medidas de precaución, como limitar la exposición a sustancias potencialmente dañinas y tomar precauciones de seguridad en las industrias relevantes.

- **Infecciones virales:** Se han investigado algunas infecciones virales por sus posibles vínculos con tumores cerebrales. Por ejemplo, el virus de Epstein-Barr (VEB) se ha asociado con ciertos tipos de linfomas cerebrales. Sin embargo, la relación entre las infecciones virales y los tumores es compleja y no está completamente aclarada. Las estrategias preventivas incluyen vacunas, cuando estén disponibles, y medidas generales de control de infecciones.

Historia familiar

Los individuos que tienen miembros de la familia con tumores cerebrales pueden tener un mayor riesgo de desarrollar tumores cerebrales.

Sección 4

Síntomas de tumores cerebrales.

Los tumores cerebrales suelen presentarse con una amplia gama de síntomas. Además, la presentación clínica puede variar significativamente según factores como la ubicación, el tamaño y la tasa de crecimiento del tumor. Los síntomas clínicos típicos incluyen dolores de cabeza, convulsiones, deterioro cognitivo, cambios sensoriales y motores, cambios de comportamiento y alteraciones visuales.

- **Dolores de cabeza:** Los dolores de cabeza son un síntoma frecuente de tumores cerebrales. Los pacientes suelen describir estos dolores de cabeza como persistentes, sordos y que empeoran con el tiempo. Pueden ser más intensos por la mañana, posiblemente debido al aumento de la presión intracraneal al acostarse. Los dolores de cabeza debidos a tumores son diferentes de los típicos dolores de cabeza tensionales o migrañas. Estos deben ser evaluados por un profesional de la salud, especialmente si son nuevos o graves.

- **Convulsiones:**Las convulsiones pueden ser una señal temprana, especialmente en personas que nunca antes han experimentado convulsiones. El tipo de convulsión puede variar: algunas personas experimentan convulsiones tónico-clónicas generalizadas, mientras que otras pueden tener convulsiones focales que afectan partes o funciones específicas del cuerpo.

- **Deterioro cognitivo:**Los tumores cerebrales pueden provocar cambios cognitivos, como problemas de memoria, dificultad para concentrarse y cambios en el pensamiento y el razonamiento. Estos deterioros cognitivos pueden afectar la vida diaria de un individuo y, a menudo, son más pronunciados en los tumores en áreas responsables de la cognición.

- **Cambios sensoriales y motores:**Los tumores cerebrales ubicados cerca de las regiones sensoriales o motoras del cerebro pueden provocar cambios en la sensación y en la función motora. Esto puede manifestarse como debilidad en partes específicas del cuerpo, entumecimiento, hormigueo o dificultad para coordinar movimientos.

- **Cambios de comportamiento:**Los tumores cerebrales pueden afectar el comportamiento y la personalidad de una persona. Los individuos pueden experimentar alteraciones en el estado de ánimo, las emociones o el comportamiento, que pueden ser sutiles o más pronunciadas. Estos cambios pueden ser particularmente notorios para los miembros de la familia y los contactos cercanos.

- **Alteraciones visuales:**Los tumores que afectan las vías o estructuras visuales dentro del cerebro pueden provocar alteraciones visuales. Estos pueden incluir visión borrosa o doble, déficits del campo visual (pérdida parcial de la visión en áreas específicas) y, en algunos casos, pérdida completa de la visión.

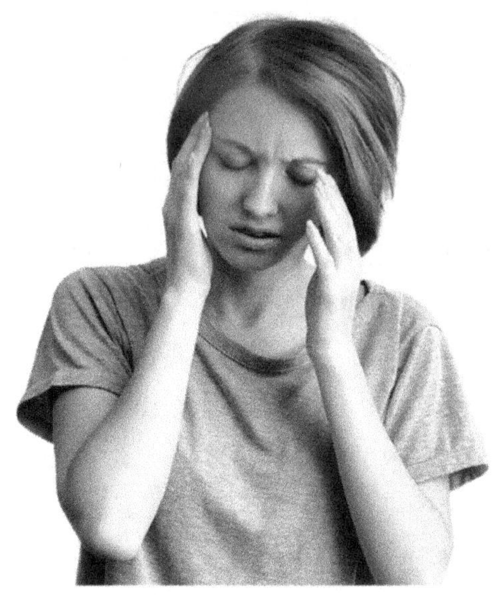

Persistent Headache

Sección 5

Diagnóstico de tumores cerebrales

El diagnóstico preciso de los tumores cerebrales es esencial para una planificación eficaz del tratamiento y mejores resultados para los pacientes. Los profesionales de la salud suelen utilizar una combinación de enfoques de diagnóstico para evaluar y caracterizar los tumores cerebrales. La elección de los enfoques de diagnóstico depende de la presentación clínica de cada paciente y de las características específicas del tumor cerebral sospechoso. A menudo, se utiliza una combinación de estos métodos para lograr una comprensión integral del tumor, lo que permite a los profesionales de la salud tomar decisiones de tratamiento informadas y adaptadas a las necesidades del paciente.

Algunos de los métodos de diagnóstico primario incluyen técnicas de imagen, biopsia, pruebas moleculares y genéticas y análisis del líquido cefalorraquídeo.

1. Técnicas de imagen

- **Imágenes por resonancia magnética (MRI):** La resonancia magnética es una piedra angular del diagnóstico de tumores cerebrales. Proporciona imágenes detalladas del cerebro en alta resolución, lo que permite a los profesionales de la salud visualizar la ubicación, el tamaño, la forma y la proximidad del tumor a estructuras críticas. Varias secuencias de resonancia magnética, como las imágenes ponderadas en T1, T2 y con contraste, ofrecen información valiosa sobre las características del tumor.

- **Tomografía computarizada (TC):** Las tomografías computarizadas utilizan rayos X para crear imágenes transversales del cerebro. Si bien son menos detalladas que la resonancia magnética, las tomografías computarizadas son valiosas para detectar hemorragias agudas y afectación ósea, e identificar la presencia de un tumor. Las tomografías computarizadas se utilizan a menudo cuando la resonancia magnética no es factible o en emergencias.

- **Tomografía por emisión de positrones (PET):** Las exploraciones PET se utilizan para evaluar la actividad metabólica de los tumores. Al inyectar un marcador radiactivo en el torrente sanguíneo, las exploraciones por PET pueden identificar áreas del cerebro con un mayor metabolismo de la glucosa, lo cual es común en las células tumorales de rápido crecimiento. La PET complementa otros métodos de diagnóstico para evaluar la agresividad del tumor.

- **Resonancia magnética funcional (fMRI):** La resonancia magnética funcional es una técnica de resonancia magnética especializada que mapea la actividad cerebral midiendo los cambios en el flujo sanguíneo. Ayuda a identificar regiones cerebrales críticas responsables de funciones como el habla, las habilidades motoras o la percepción sensorial. La resonancia magnética funcional es útil en la planificación de la cirugía para minimizar el daño a estas áreas.

2. Biopsia y examen histopatológico.

Una biopsia implica la extirpación quirúrgica de una muestra de tejido tumoral, que luego se examina con un microscopio. El examen histopatológico proporciona información crítica sobre el tipo, grado y características celulares del tumor. Este análisis guía las decisiones de tratamiento y ayuda a determinar la agresividad del tumor.

3. Pruebas moleculares y genéticas.

Avances en pruebas moleculares y genéticas han transformado el diagnóstico y el tratamiento de los tumores cerebrales. Estas pruebas evalúan mutaciones genéticas específicas y marcadores moleculares dentro del tumor, proporcionando información sobre su comportamiento biológico y posibles objetivos terapéuticos. El perfil molecular puede guiar la selección de terapias dirigidas y enfoques de medicina de precisión.

4. Análisis del líquido cefalorraquídeo.

El análisis del líquido cefalorraquídeo (LCR) implica la recolección y examen del líquido que rodea el cerebro y la médula espinal. En algunos casos, los tumores cerebrales pueden desprender células o liberar sustancias al LCR. El análisis del LCR puede proporcionar información valiosa sobre las características del tumor y ayudar a diagnosticar ciertos tipos de la afección, como las metástasis leptomeníngeas.

Sección 6

Tratamiento de tumores cerebrales

El tratamiento de los tumores cerebrales implica una variedad de estrategias de tratamiento. Pueden usarse individualmente o en combinación, según su tipo, ubicación y etapa, así como la salud general del paciente. La elección de las estrategias de tratamiento es altamente individualizada y se basa en una evaluación integral de las características del tumor y la salud general del paciente. Equipos multidisciplinarios de profesionales de la salud, incluidos neurocirujanos, oncólogos, radiólogos y especialistas en cuidados de apoyo, colaboran para brindar el enfoque de tratamiento más eficaz y centrado en el paciente.

Estrategias de tratamiento primario para los tumores cerebrales incluyen intervenciones quirúrgicas, radioterapia, quimioterapia, terapias dirigidas, inmunoterapia y cuidados de apoyo.

1. Intervenciones quirúrgicas

- **Craneotomía:** La craneotomía es una cirugía en la que un experto en atención médica extrae temporalmente una sección del cráneo para acceder y extirpar el tumor. Los médicos suelen utilizar este método para los tumores cerebrales primarios cuando son accesibles y su extirpación es segura. Permite la biopsia del tumor o la resección completa.

- **Radiocirugía estereotáxica:** Radiocirugía estereotáxica, como Gamma Knife o CyberKnife, es una técnica no invasiva que administra dosis altas de radiación dirigida con precisión al tumor cerebral. A menudo se utiliza para tumores pequeños o para casos en los que la extirpación quirúrgica puede no ser adecuada debido a la ubicación del tumor o la salud general del paciente.

- **Cirugía Endoscópica:** cirugía endoscópica Implica el uso de un tubo pequeño y flexible con una cámara (endoscopio) para acceder y extirpar tumores de formas menos invasivas. Es particularmente valioso para tumores en áreas que son difíciles de alcanzar con abordajes quirúrgicos tradicionales.

2. Radioterapia

- **Radiación de haz externo:** Radioterapia de haz externo Implica dirigir haces de rayos X de alta energía al tumor desde fuera del cuerpo. A menudo se utiliza después de una cirugía para atacar las células tumorales restantes o como tratamiento primario para tumores inoperables. Una planificación precisa garantiza un impacto mínimo sobre el tejido cerebral sano.

- **Braquiterapia:** Implica colocar fuentes radiactivas directamente dentro o muy cerca del tumor. Esta técnica se utiliza para ciertos tumores cerebrales, lo que permite administrar una dosis de radiación concentrada y altamente localizada sin afectar el tejido sano.

3. Quimioterapia

La quimioterapia implica la administración de medicamentos, ya sea oral o intravenosa, para matar o inhibir el crecimiento de células cancerosas. Si bien la quimioterapia no siempre es el tratamiento principal para los tumores cerebrales, puede usarse junto con otras terapias, particularmente para tumores de alto grado o recurrentes.

4. Terapias dirigidas

Las terapias dirigidas son drogas diseñadas para apuntar específicamente a cambios moleculares o genéticos en las células tumorales. Estas terapias pueden ser efectivas en los casos en que los tumores tienen mutaciones genéticas específicas que los hacen receptivos a tratamientos específicos.

5. Inmunoterapia

La inmunoterapia tiene como objetivo aprovechar el sistema inmunológico del cuerpo para reconocer y atacar las células cancerosas. Si bien aún se encuentra en las primeras etapas de desarrollo de los tumores cerebrales, la inmunoterapia se muestra prometedora, particularmente para el glioblastoma multiforme y otros tumores cerebrales agresivos.

Sección 7

Desafíos del tratamiento de los tumores cerebrales

Los tumores cerebrales tienen una importancia considerable en el panorama sanitario por varias razones. Estas razones hacen que los tumores cerebrales sean difíciles de tratar.

- **Diagnóstico y tratamiento complejos:** Los tumores cerebrales presentan un desafío diagnóstico complejo debido a su ubicación y la posibilidad de presentar síntomas variados. Un diagnóstico preciso requiere técnicas de imagen avanzadas y, a menudo, procedimientos invasivos como biopsias. Las opciones de tratamiento incluyen cirugía, radioterapia, quimioterapia y modalidades emergentes como la inmunoterapia.

- **Impacto en la calidad de vida:** Los tumores cerebrales pueden afectar gravemente la calidad de vida de un individuo. Dependiendo de la ubicación y el tipo del tumor, los pacientes pueden experimentar una variedad de síntomas. Estos incluyen deterioro cognitivo, déficits motores, convulsiones y cambios de personalidad. Manejar estos síntomas y aumentar el bienestar del paciente es una preocupación central para los proveedores de atención médica.

- **Tasas de supervivencia y pronóstico:** El pronóstico para los pacientes con tumores puede variar debido a factores como el tipo, el grado y la edad del paciente. Las tasas de supervivencia general de los tumores cerebrales malignos, en particular el glioblastoma multiforme, suelen ser relativamente bajas. Esto hace que el diagnóstico y el tratamiento temprano sean esenciales.

- **Investigaciones y avances en curso:** La investigación de tumores cerebrales es un campo activo que conduce a avances continuos en herramientas de diagnóstico, modalidades de tratamiento y nuestra comprensión de los mecanismos moleculares y genéticos subyacentes. Estos avances ofrecen esperanza de mejores resultados y posibles curas en el futuro.

Sección 8

Pronóstico del paciente con tumor cerebral

El pronóstico de los pacientes con tumores cerebrales puede variar ampliamente, influenciado por múltiples factores. Comprender estos factores y su impacto en los resultados de los pacientes es esencial tanto para los proveedores de atención médica como para los pacientes.

Factores que influyen en el pronóstico.

- **Grado y tipo de tumor:** El grado y el tipo de tumor cerebral se encuentran entre los determinantes más críticos del pronóstico. El grado del tumor es una medida de qué tan anormales aparecen las células tumorales bajo un microscopio y qué tan rápido es probable que crezcan y se propaguen. Los tumores de mayor grado, como el glioblastoma multiforme, se asocian con un curso más agresivo y un peor pronóstico en comparación con los tumores de menor grado. Además, el tipo de tumor específico y su ubicación dentro del cerebro pueden afectar significativamente las opciones y los resultados del tratamiento.

- **Edad y salud general:**La edad y la salud general del paciente juegan un papel importante en el pronóstico. Las personas más jóvenes generalmente tienen mejores resultados, ya que tienden a tolerar mejor los tratamientos agresivos y pueden tener menos comorbilidades. Sin embargo, la edad por sí sola no debería ser el único determinante de las decisiones de tratamiento, ya que también se deben considerar el estado de salud, la independencia funcional y los efectos secundarios relacionados con el tratamiento.

- **Respuesta al tratamiento:**La respuesta al tratamiento es un factor crítico para determinar el pronóstico. Los pacientes que responden bien a la cirugía, la radioterapia, la quimioterapia o las terapias dirigidas pueden experimentar resultados más favorables. Por el contrario, las respuestas inadecuadas al tratamiento o la progresión del tumor durante la terapia pueden afectar negativamente el pronóstico.

Supervivencia y calidad de vida.

La supervivencia después de un diagnóstico de tumor cerebral es una consideración esencial. Más allá de los aspectos médicos, la supervivencia abarca el bienestar general y la calidad de vida de los pacientes y sus familias. Si bien el viaje puede ser desafiante, varios factores pueden contribuir a una experiencia de supervivencia positiva:

- **Rehabilitación y atención de apoyo:** Los servicios de rehabilitación, que incluyen fisioterapia, terapia ocupacional y logopedia, pueden ayudar a los pacientes a recuperar la función y mejorar su calidad de vida después del tratamiento. La atención de apoyo, incluidos los cuidados paliativos y el manejo del dolor, se centra en abordar los síntomas y mejorar la comodidad.

- **Apoyo psicosocial:** Afrontar el diagnóstico de un tumor cerebral y su tratamiento puede ser emocional y psicológicamente exigente. El acceso a asesoramiento, grupos de apoyo y servicios de salud mental puede mejorar significativamente el bienestar emocional de los pacientes y sus familias.

- **Seguimiento a largo plazo:** La atención de seguimiento regular es esencial para controlar la recurrencia o progresión del tumor. La vigilancia continua, incluidas las evaluaciones clínicas y por imágenes, ayuda a detectar y abordar cualquier novedad con prontitud.

- **Educación del paciente y del cuidador:** Los pacientes y cuidadores informados pueden participar activamente en la toma de decisiones y el autocuidado. La educación sobre las opciones de tratamiento, los posibles efectos secundarios y las estrategias para el manejo de los síntomas es fundamental.

- **Avances en la investigación:**Las investigaciones en curso sobre el tratamiento y la supervivencia mejoran continuamente los resultados y la calidad de vida. La participación en ensayos clínicos y mantenerse informado sobre los últimos avances en la investigación de tumores cerebrales puede ofrecer esperanza y oportunidades para mejorar los enfoques de tratamiento.

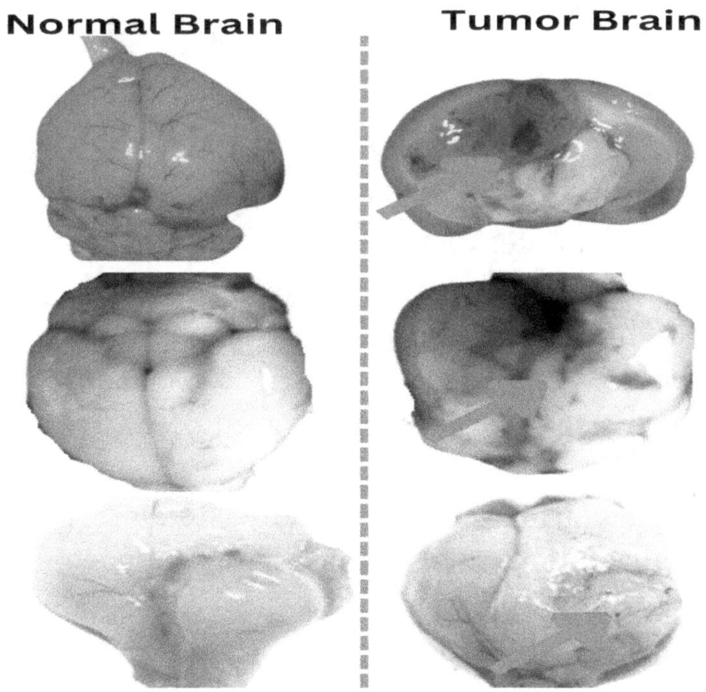

Sección 9

Atención de apoyo y manejo de síntomas.

Avances recientes en la investigación de tumores cerebrales

Sin duda, la investigación de tumores cerebrales es un campo dinámico y en evolución que ha experimentado avances significativos en los últimos años, lo que ofrece esperanzas de mejores tratamientos y resultados. Aquí, exploramos algunos de los avances recientes notables en esta área.

Inmunoterapias e inhibidores de puntos de control.

La inmunoterapia se ha convertido en un enfoque prometedor para el tratamiento de tumores cerebrales. Los inhibidores de puntos de control, como nivolumab y pembrolizumab, han demostrado potencial para mejorar la respuesta inmune del cuerpo contra estos tumores, particularmente el glioblastoma. Se están realizando ensayos clínicos e investigaciones sobre inmunoterapias con el objetivo de mejorar la eficacia y seguridad de estos tratamientos.

Medicina de precisión y tratamiento personalizado

La medicina de precisión implica adaptar los tratamientos al perfil genético y molecular único de un individuo. En la investigación de tumores cerebrales, la medicina de precisión ha permitido la identificación de mutaciones genéticas específicas y marcadores moleculares dentro de los tumores. Esta información guía las decisiones de tratamiento, lo que permite terapias personalizadas que se dirigen a las características específicas del tumor de cada paciente.

Técnicas quirúrgicas innovadoras

Los avances en las técnicas quirúrgicas han mejorado la precisión y seguridad de la extirpación de tumores. Las cirugías guiadas por imágenes, la resonancia magnética intraoperatoria y los sistemas de neuronavegación ayudan a los cirujanos a localizar y extirpar tumores con mayor precisión y, al mismo tiempo, minimizar el daño al tejido cerebral sano. Los enfoques mínimamente invasivos, incluida la cirugía endoscópica, reducen las complicaciones postoperatorias y los tiempos de recuperación.

Alteración de la barrera hematoencefálica para la administración de fármacos

La barrera hematoencefálica (BHE) es una barrera protectora que puede impedir la administración de fármacos terapéuticos a los tumores cerebrales. Los investigadores han avanzado aún más en el desarrollo de métodos para interrumpir temporalmente la BBB, lo que permite una administración de fármacos más eficaz. Este enfoque tiene el potencial de mejorar la eficacia de la quimioterapia y las terapias dirigidas.

Nuevas terapias dirigidas y ensayos clínicos

El descubrimiento de nuevas dianas y vías moleculares dentro de los tumores cerebrales ha llevado al desarrollo de nuevas terapias dirigidas. Estos medicamentos están diseñados para bloquear mecanismos específicos de promoción de tumores. Además, un número cada vez mayor de ensayos clínicos están probando tratamientos y terapias innovadores para tumores cerebrales, brindando a los pacientes acceso a los últimos avances en atención.

Estos avances recientes en la investigación de tumores cerebrales reflejan la dedicación de investigadores y profesionales de la salud para mejorar la comprensión y el tratamiento de estas enfermedades complejas y a menudo desafiantes. A medida que la investigación continúa ampliando nuestro conocimiento sobre los tumores cerebrales y sus complejidades moleculares, existe la esperanza de tratamientos más efectivos, mayores tasas de supervivencia y una mejor calidad de vida para los pacientes afectados por estas afecciones.

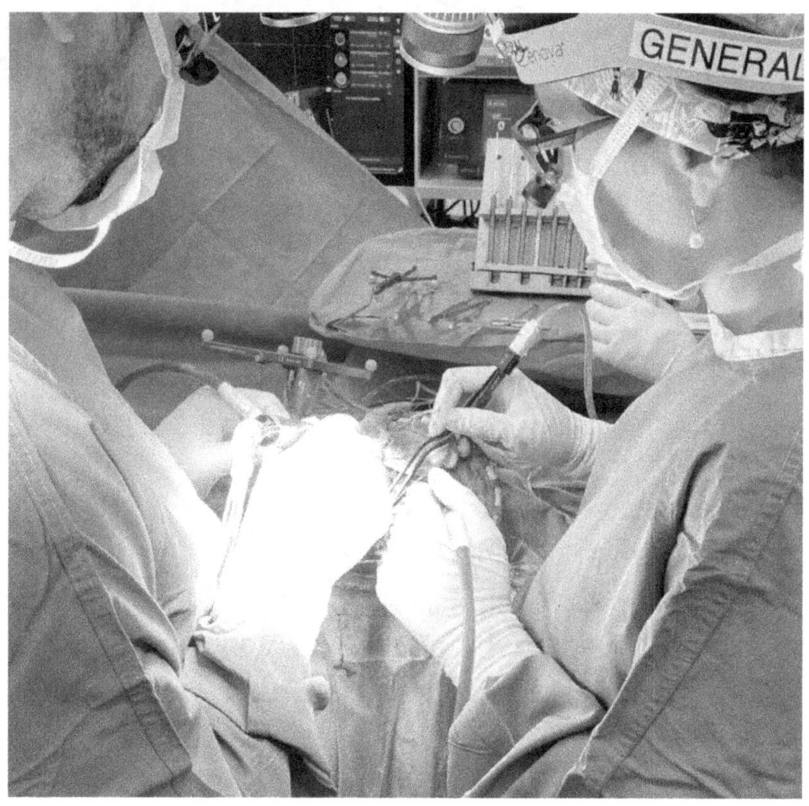

Sección 10

Preguntas frecuentes sobre tumores cerebrales

¿Están relacionados el colesterol alto y los tumores cerebrales?

No exactamente. El colesterol alto y los tumores cerebrales no están directamente relacionados. Si bien comparten algunos factores de riesgo, como el estilo de vida, el colesterol alto afecta principalmente la salud cardiovascular. Sin embargo, puede afectar indirectamente la salud del cerebro al afectar el flujo sanguíneo y la inflamación, aunque no causa tumores cerebrales directamente.

¿Puede un tumor cerebral ser un signo de huesos débiles?

No. Un tumor cerebral no suele ser un signo de huesos débiles. Estas dos condiciones generalmente no están relacionadas. Ciertos cánceres que se propagan a los huesos pueden debilitarlos. Sin embargo, un tumor cerebral primario no está directamente relacionado con la salud ósea.

¿Pueden los tumores cerebrales afectar las enfermedades renales existentes?

Puede. Los tumores cerebrales normalmente no afectan directamente las enfermedades renales existentes. Sin embargo, las interacciones entre tratamientos, el equilibrio de líquidos, los desequilibrios de electrolitos, el sistema inmunológico comprometido, el estrés y la salud en general requieren un manejo cuidadoso en pacientes con ambas afecciones. La coordinación entre los especialistas de la salud es crucial para una atención eficaz.

¿Pueden los tumores cerebrales afectar las enfermedades hepáticas?

Puede. Los tumores cerebrales no suelen afectar directamente las enfermedades hepáticas. Sin embargo, los tratamientos, los medicamentos y el manejo general de la salud para ambas afecciones pueden interactuar y potencialmente impactar entre sí. La coordinación entre los proveedores de atención médica es esencial para las personas que padecen tanto un tumor cerebral como una enfermedad hepática para garantizar la mejor atención y minimizar las posibles complicaciones.

¿Pueden los tumores cerebrales causar problemas cardíacos?

Puede. Los tumores cerebrales pueden provocar indirectamente problemas cardíacos al afectar el sistema nervioso central y aumentar la presión intracraneal, lo que influye en la frecuencia cardíaca y la presión arterial. En algunos casos, las convulsiones, los efectos secundarios de los medicamentos, el estrés y las limitaciones físicas también pueden contribuir a problemas relacionados con el corazón. La coordinación entre especialistas es crucial para una atención integral cuando se trata de ambas afecciones.

¿Pueden las tomografías computarizadas detectar tumores cerebrales?

La tomografía computarizada es una técnica de imagen que ha demostrado ser muy útil en el diagnóstico de una amplia gama de afecciones médicas, incluidos los tumores cerebrales. Es un procedimiento rápido y relativamente no invasivo, lo que lo convierte en la opción preferida de muchos pacientes y profesionales de la salud. Sin embargo, si bien las tomografías computarizadas son herramientas poderosas, tienen algunas limitaciones cuando se trata de detectar tumores cerebrales. Estas limitaciones se hacen evidentes al considerar el tamaño, la ubicación y el tipo de tumor. En este artículo, exploramos las capacidades y limitaciones de las tomografías computarizadas en el diagnóstico de tumores cerebrales.

¿Cuál es la capacidad de una tomografía computarizada para identificar tumores cerebrales?

Entre las diversas herramientas de diagnóstico disponibles, la tomografía computarizada (tomografía computarizada) es una técnica de imagen ampliamente utilizada para los tumores cerebrales. Las tomografías computarizadas o tomografías axiales computarizadas (TAC) son un tipo de imágenes médicas. Estas exploraciones utilizan rayos X para crear imágenes transversales del cuerpo.

Los tumores cerebrales, por otro lado, son crecimientos anormales de células dentro del cerebro. Pueden ser benignos (no cancerosos) o malignos (cancerosos). Pueden originarse dentro del cerebro (primario) o extenderse al cerebro desde otras partes del cuerpo (secundario). La detección temprana es crucial para un tratamiento eficaz y mejores resultados, lo que hace que las herramientas de diagnóstico como las tomografías computarizadas sean bastante útiles.

¿Qué factores pueden afectar la eficacia de las tomografías computarizadas para detectar tumores cerebrales?

Hay varios factores de los que depende la eficacia de la tomografía computarizada en la detección de tumores cerebrales. Algunos de ellos son:

Tamaño del tumor

Uno de los factores cruciales en la eficacia de las tomografías computarizadas para detectar tumores cerebrales es el tamaño del tumor. Es posible que los tumores pequeños no siempre sean visibles en una tomografía computarizada, especialmente si están ubicados en lo profundo del cerebro. Es más probable que se detecten tumores más grandes, ya que provocan cambios estructurales en el cerebro. Esta es una limitación a considerar, ya que la detección temprana de tumores cerebrales puede afectar significativamente las opciones de tratamiento y los resultados de los pacientes.

Tipo de tumor y ubicación.

Las tomografías computarizadas son excelentes para identificar la presencia de tumores en el cerebro. Sin embargo, es posible que no siempre proporcionan un diagnóstico definitivo sobre el tipo de tumor. Distinguir entre diferentes tipos de tumores cerebrales, como gliomas, meningiomas o tumores metastásicos, a menudo requiere pruebas de diagnóstico o de imágenes adicionales, como una resonancia magnética (MRI) o una biopsia. Además, la ubicación del tumor dentro del cerebro puede afectar su visibilidad en una tomografía computarizada. Los tumores ubicados cerca del hueso o áreas con estructuras de alta densidad pueden ser difíciles de detectar sólo con TC.

Exposición a la radiación

Si bien las tomografías computarizadas son herramientas valiosas, implican exposición a radiación ionizante. Las tomografías computarizadas repetidas durante un período corto pueden presentar riesgos para la salud, especialmente para poblaciones sensibles como niños y mujeres embarazadas. En los casos en los que sea necesario un seguimiento continuo, la resonancia magnética, que no utiliza radiación ionizante, puede ser una alternativa más segura.

Combinando técnicas de imagen

En muchos casos, los profesionales de la salud utilizan una combinación de técnicas de imágenes para proporcionar una evaluación más completa de los tumores cerebrales. Por ejemplo, la resonancia magnética es excelente para capturar imágenes detalladas de tejidos blandos y, a menudo, se emplea junto con las tomografías computarizadas. Este enfoque multimodal puede ayudar a localizar, caracterizar y planificar el tratamiento con precisión del tumor.

En conclusión, las tomografías computarizadas pueden desempeñar un papel vital en la detección de tumores cerebrales. Son eficientes para identificar la presencia de tumores y son invaluables en situaciones de emergencia para evaluar rápidamente condiciones potencialmente mortales. Sin embargo, la eficacia de las tomografías computarizadas depende de varios factores, incluido el tamaño, el tipo y la ubicación del tumor. Para obtener un diagnóstico integral y un plan de tratamiento, es común que los proveedores de atención médica combinen tomografías computarizadas con otras técnicas de imágenes como resonancia magnética o realicen pruebas adicionales como biopsias. En última instancia, la detección temprana y el diagnóstico preciso de los tumores cerebrales son cruciales para brindar a los pacientes la mejor atención posible y mejorar sus posibilidades de tratamiento y recuperación exitosos. Los pacientes con inquietudes sobre tumores cerebrales deben consultar con sus proveedores de atención médica para determinar el enfoque de diagnóstico más apropiado para su caso específico.

¿Cuál es el tamaño normal de un tumor cerebral?

Tumores cerebrales Puede ser un diagnóstico aterrador, con el potencial de alterar la vida y la salud. Cuando se trata de tumores cerebrales, el tamaño importa, ya que puede tener un impacto significativo en el pronóstico, los síntomas y las opciones de tratamiento. En este artículo profundizaremos en el concepto de tamaño normal de un tumor cerebral, explorando los factores clave que influyen en él y las implicaciones para los pacientes.